Petite Bibliothèque de " LA JEUNE MÈRE "

LES PROMPTS SECOURS

EN ACTIONS

PAR

LE DOCTEUR GOURGEY

PREMIÈRE ÉDITION

PARIS

PETITE BIBLIOTHÈQUE DE "LA JEUNE MÈRE"

Journal d'hygiène de l'enfance

55, RUE DE LA POMPE, 55

1900

Petite Bibliothèque de " LA JEUNE MÈRE "

LES PROMPTS SECOURS

EN ACTIONS

PAR

LE DOCTEUR GOURGEY

PREMIÈRE ÉDITION

PARIS

PETITE BIBLIOTHÈQUE DE "*LA JEUNE MÈRE* "
Journal d'hygiène de l'enfance
55, RUE DE LA POMPE, 55

1900

La Jeune Mère

OU L'ÉDUCATION DU PREMIER AGE

Fondée en 1873, par le Docteur BROCHARD, ?

D' **BARJON**, Directeur

Journal d'hygiène physique et morale de l'enfance, paraissant deux fois par mois et publiant, outre les articles d'hygiène, tout ce qu'il est intéressant pour une jeune mère de connaître : éducation, mode pratique pour confectionner soi-même les objets de layette, littérature, illustrations diverses, histoires sans parole, etc... indispensable pour prévenir et soigner les maladies du premier âge.

ABONNEMENTS { France. . . 6 fr. par an.
{ Etranger . . 8 fr. par an.

DIRECTION : *118, Avenue Victor-Hugo.* -
ADMINISTRATION : *55, Rue de la Pompe.* 55

PARIS

LES PROMPTS SECOURS

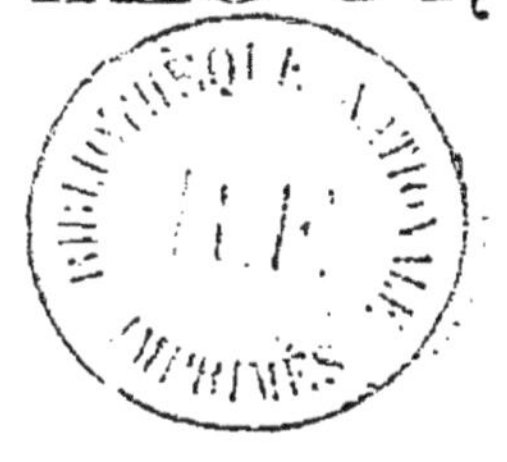

EN ACTIONS

PAR

LE DOCTEUR GOURGEY

PREMIÈRE ÉDITION

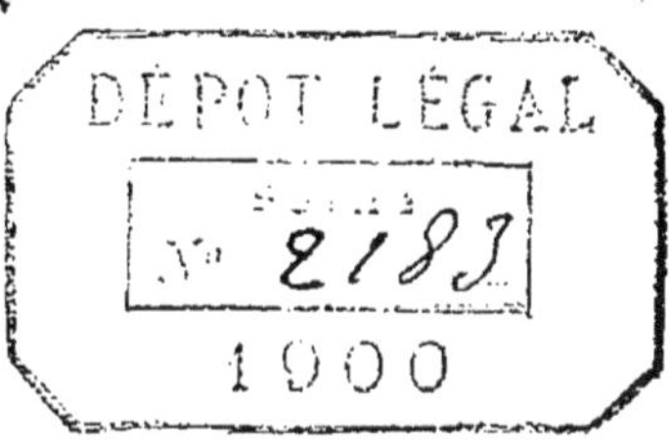

PARIS

EDITION DU JOURNAL " *LA JEUNE MÈRE* "

Journal d'hygiène de l'enfance

55, RUE DE LA POMPE, 55

1900

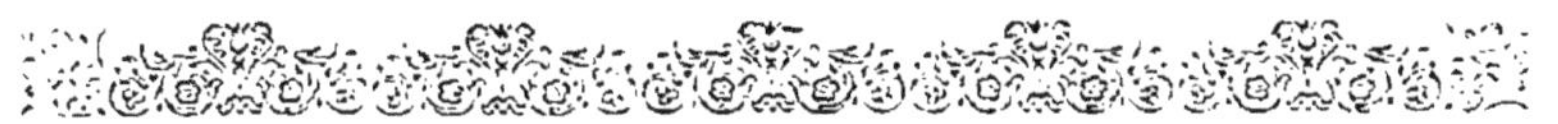

AVANT-PROPOS

Nous avons voulu résumer et présenter en tableaux frappant l'imagination des enfants, les préceptes à suivre dans les accidents ou les indispositions subites, en attendant le médecin.

Les simples précautions que nous recommandons épargneront, si elles sont suivies, bien des souffrances et sauveront même des existences.

Notre but est de donner un minimum de connaissances pratiques nécessaires pour porter à l'occasion et avec fruit promptement secours à notre semblable.

Nous nous sommes inspiré et nous avons à peu près suivi l'ordre d'un excellent petit résumé : **les Prompts Secours, Guide poche des sauveteurs,** publié par la Société française de sauvetage, et rédigé par notre vaillant ami le Docteur Cancalon (de Charenton) qui voudra bien accepter ici nos sincères remerciements.

INTRODUCTION

Rien n'égale l'ignorance du public au sujet des prompts secours à donner aux blessés, noyés et asphyxiés, ainsi qu'aux victimes si nombreuses du hasard, de la voie publique, du travail et des catastrophes.

Malgrè la propagande faite depuis quelques années par le Docteur Marcel Beaudoin, les prompts secours sont encore bien loin d'être organisés à Paris comme ils le sont à l'étranger, notamment aux Etats-Unis.

En outre, on peut dire qu'à Paris et dans les grands centres les personnes qui possèdent les notions nécessaires pour donner les soins d'urgence sont des exceptions. Ceux qui par leurs fonctions devraient pouvoir prêter secours à leurs semblables, ne savent rien à cet égard. Les sergents de ville, les gendarmes, les gardiens des squares et des jardins, les pompiers, le personnel des gares et de l'octroi, les surveillants des pensionnats, les instituteurs, les contre-maîtres des usines ignorent encore aujourd'hui la manière de donner les premiers soins. Les secouristes et autres sauveteurs ont peut-être reçu quelque instruction spéciale, mais nous ne les avons point encore vus à l'œuvre et ne saurions les apprécier.

Beaucoup de pharmaciens même ne savent pas faire un pansement antiseptique ni organiser le transport d'un blessé. Ce qu'ils savent, il le doivent seulement à une pratique plus ou moins longue. Et pourtant les mœurs actuelles sont telles qu'au lieu de songer à appeler un médecin auprès d'un blessé on transporte celui-ci chez le pharmacien qui n'a jamais reçu à l'Ecole de Pharmacie les premières notions de ce qu'il devra connaître avant tous ! Ils font ce qu'ils peuvent, et l'on ne peut suspecter ni leur dévouement, ni leurs bonnes intentions.

Un maçon tombe d'un échafaudage et se fracture la colonne vertébrale ou un membre; un ouvrier a la jambe broyée par une machine, un bras arraché par une transmission; un laboureur est blessé d'un coup de fourche, il se coupe avec une faux ou une hache; un enfant renverse une lampe et met le feu à ses vêtements; une personne se noie, une autre est asphyxiée par le charbon, par le gaz ordinaire, par le gaz des fosses d'aisances ou des égouts; celle-ci est prise d'une hémorragie accidentelle : celle-là se trouve mal dans une foule, dans une assemblé, au théâtre; cette autre s'empoisonne ou se trouve en proie à une crise nerveuse, à une indigestion : qu'arrive-t-il ? Tout le monde se précipite et entoure la victime. Chacun donne son avis et, plein de bonne volonté, veut se rendre uti'e, mais pas un bon conseil n'est donné et mis en pratique. Alors le blessé est transporté dans des conditions qui aggravent sa blessure et le font hurler de douleur.

S'il s'agit d'un noyé ou d'un asphyxié, on reste snactif et inerte, disant : il est mort! Et peut-être qu'avec quelques précautions simples, des soins intelligents et persévérants, on eût pu sauver ce mort *apparent* : de même qu'on eût pu arrêter à temps une hémorragie mortelle et neutraliser un poisson. Et combien ce défaut de prompts secours n'augmente-t-il pas le désastre dans les catastrophes ? Combien de syncopes devenues fatales et enregistrées sous la rubrique *rupture d'anévrisme*, parce qu'on s'est empressé, croyant bien agir, d'asseoir une personne qui se trouvait mal, au lieu de la coucher par terre !

Combien d'accidents vulgaires auxquels nous sommes tous sujets, qui se terminent mortellement, faute de soins rapides et éclairés?

Le public n'est pas assez pénétré de cette idée. Nous ne songeons pas assez que notre tour peut venir et que notre vie tient à un rien. Notre voisin pourrait nous sauver, mais il ignore ce détail, cette précaution, ce rien dont dépend notre existence.

« La victime a été transportée chez le pharmacien, mais tous les soins ont été inutiles pour la rappeler à la vie. » — Formule vulgaire, mais formule sinistre !

Quels soins ? L'interrogation du sergent de ville et ses notes pour faire un rapport ! C'est vraiment trop peu.

Les secours urgents ne sont pas, ou sont mal administrés.

Nous ne nous appesantirons pas sur ce chapitre si long et sur lequel notre expérience nous permettrait de dire tant de choses. Nous dirons seulement que tout est à faire.

Nous répéterons ces vérités banales que la vie de l'homme est précieuse, que ses douleurs physiques peuvent et doivent être soulagées et abrégées. Nous ajouterons que l'indifférence est par trop grande pour les victimes *connues* ou *inconnues* dont nous nous préoccupons, et que l'on n'attache pas assez d'importance à cette question d'humanité, intéressante pourtant à deux points de vue : soulager son semblable, conserver une existence humaine.

Il faut donc faire de la propagande en faveur de l'organisation des prompts secours. Il ne s'agit pas de faire des médecins de tout le monde : que l'on se rassure à cet égard. Quelques leçons pratiques données à qui de droit seraient suffisantes pour atteindre le but. Le Docteur Cancalon, de Charenton, dans des conférences à la Société positiviste, à l'Alliance des savants et des philanthropes, reproduites dans différentes revues, notamment la *Revue Occidentale*, en 1898, s'est efforcé de démontrer, généralisant notre idée, qu'on arriverait à ce but par l'école, par l'éducation des grandes fillettes, en un mot par l'*Éducation médicale* de la femme.

Sur bien des questions sociales, il faut, pour arriver à un résultat, commencer par l'éducation de l'enfant.

C'est un principe dont nous nous réclamons au sujet de l'enseignement des prompts secours.

Nous pensons que c'est au moment où l'enfant est tout yeux et tout oreilles, où les impressions sont les plus fortes et les plus durables, au moment où sa curiosité est la plus vive, vers l'âge *de* 12 *ans*, qu'il serait bon de lui donner quelques leçons de choses sur les prompts secours.

L'enfant oubliera? Pas plus et peut-être moins que les autres leçons de choses. Les faits principaux et utiles lui reviendront à la mémoire à l'occasion et au grand profit de tous. Cela ne chargerait pas les programmes et pourrait se faire, peut-être, en même temps que les sciences naturelles.

Quand on songe combien il est difficile d'avoir dans les cours, les leçons et les conférences des différentes associations et sociétés philotechniques, polytechniques et d'instruction populaire, un public nombreux et régulier, on reste persuadé que les choses indispensables doivent s'apprendre à l'école

Comme il serait facile, pense le Dr Cancalon, de préparer de bonnes mères de famille, bonnes infirmières et hygiénistes chez elle, et au besoin ailleurs, avec quelques heures par mois d'instruction médicale! Nous sommes complètement d'accord sur ce sujet avec notre confrère.

Ce n'est pas une utopie de penser qu'il y a là un moyen de conservation et de régénération de la race.

Mais bornons-nous à l'Enseignement des prompts secours.

Fréquemment dans les écoles et les pensions un accident arrive. Un enfant tombe, se fait une entorse, se fracture même un membre, se blesse au genou sur le gravier, reçoit en jouant du sable dans les yeux, une pierre à l'œil ou au front.

Il est pris d'une syncope, d'une indigestion, d'un malaise, d'un saignement de nez, de convulsions, d'hémorragie. Il se fait ou on lui fait une piqûre, une brûlure, une morsure, une coupure, etc.

Chacun de ces accidents qui se complique parfois sérieusement, faute de soins, pourrait être l'occasion pour l'instituteur d'une leçon de choses avec démonstration immédiate, explications et généralisations qui frapperaient l'imagination des enfants d'une façon durable et utile.

Dans chaque groupe scolaire, une boîte de secours bien composée, destinée à soigner ces accidents, servirait, avec ou sans accident à éveiller la curiosité des élèves et à les familiariser avec les objets nécessaires à la distribution des prompts secours.

Tout cela serait utile aux enfants, comme secours immédiats reçus, lorsqu'il y aurait lieu d'abord, et comme enseignement ensuite.

Cela nécessiterait peu de temps, très peu de dérangement et une dépense insignifiante.

Cela compléterait les connaissances que les règlements demandent aux instituteurs et institutrices au sujet du diagnostic des affections contagieuses.

Ces connaissances qui facilitent si bien la surveillance des écoles au médecin inspecteur sont plus difficiles à acquérir que celle que nous demandons.

Les enfants avec leurs grands frères ou sœurs, qui fréquentent les cours d'Adultes, deviendraient ensuite les professeurs de leurs parents, et il suffirait de peu de temps pour inculquer à chaque citoyen ces connaissances si utiles et si humanitaires des *Prompts secours*.

L'instituteur, pour être à même de répondre à cet

enseignement, recevrait les notions nécessaires soit à l'école normale, soit dans une ou deux conférences annuelles faites par un médecin inspecteur des écoles, ou par tout autre médecin de bonne volonté.

De la sorte on réaliserait le but de soulager les souffrances des blessés, d'écarter les complications de leurs blessures, et de sauvegarder leur vie. A notre avis, ce résultat ne serait pas minime.

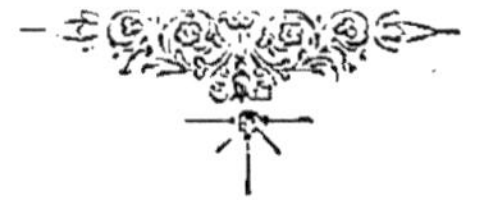

CHAPITRE I

SOINS AUX ASPHYXIÉS

UNE NOYÉE

Voyez là-bas ce rassemblement sur la berge, puis ces bachots en ligne sur l'eau comme pour barrer le courant.

Sur ces bachots et sur d'autres encore, *en amont*, on voit des mariniers préoccupés, soucieux, et activement occupés. les uns à fouiller le lit de la Seine avec des perches armées de harpons, d'autres à lancer dans tous les sens des cordes également armées d'ancres ou de harpons à leurs extrémités.

Les sergents de ville arrivent. la foule grossit, tout le monde s'inquiète et s'agite : une femme vient de se jeter ou de tomber accidentellement à l'eau et on cherche à la saisir pour la ramener à l'air!...

Quelques minutes se sont déjà écoulées et les recherches sont vaines, les efforts de tous ces hommes sont infructueux... La malheureuse est peut-être accrochée sous un bateau, sous un ponton, sous le train de bois voisin, car si elle eut été entraînée par le courant, on l'eût déjà ramenée à la surface.

Près d'un quart d'heure est passé lorsque soudain un harpon ramène un corps par les vêtements. Membres ballants, tête renversée, cheveux pendants en longue masse lourde et compacte, on l'apporte sur la berge au milieu des spectateurs saisis d'angoisse et de pitié.

Mais il y a du sang sur ce corps... la pauvre femme aurait-elle été touchée par l'hélice d'un bateau quelconque, car le service se fait quand même, inexorablement, dans le voisinage où s'est produit la chute?.. Voyons?.. Non, ce n'est qu'une légére blessure de harpon...

La boîte de secours ? Elle est au poste de secours, assez loin: mais on aurait déjà pu l'avoir puisque des agents sont là.. Il ne faut pas porter la noyée au poste, ce serait du temps perdu, et il ne faut pas perdre une seconde... Vite ! à l'œuvre ! au secours ! quelqu'un sait-il?... — Et les spectateurs sont là, disant : elle est morte !

Serait-ce tout?...

Mais un jeune hon.me s'avance écartant la foule. Je suis étudiant en médecine, dit-il. Un heureux hasard me conduit ici. — Regardez tous ce qu'il faut faire, de façon à ce que dans une autre circonstance vous puissiez en faire autant.

Et vivement il couche la noyée sur le *côté droit*, lui desserre les dents, laisse écouler l'eau de la bouche tout en la débarrassant de l'écume et des corps étrangers qu'elle contient.

Rapidement ensuite il tourne la femme *sur le dos*, les épaules soutenues par un morceau de bois qui se trouvait à sa portée.

Un coussin, un vêtement roulé eussent mieux convenu,

mais les secondes sont précieuses et l'essentiel c'est d'aller vite.

La malheureuse ne respire plus !...

Si elle eut respiré, l'étudiant se fut contenté de **dénouer la cravate**, de **déboutonner ses vêtements**, de faire des **frictions**, de la **réchauffer** au moyen de **linges secs et chauds**, de **boules d'eau chaude**, de **briques**, de **sinapismes** même si l'on avait observé de la congestion. *Si elle avait pu avaler* il lui eut administré un **cordial**

Mais elle ne *respire plus* !

Immédiatement alors l'étudiant pratique les **tractions rhytmées de la langue**, en la saisissant à pleine main avec un mouchoir et en tirant fortement **douze à quinze fois par minute**. La *pince de la boîte de secours* n'eut pas mieux servi.

Appelant un aide il lui fait pratiquer la **respiration artificielle** par le mouvement des bras saisis au niveau du coude, élevés au dessus de la tête et ramenés en bas le long du tronc de façon à comprimer la poitrine, et fait répéter ce mouvement **quinze ou vingt fois par minute**.

Il fait aussi **frictionner** et **réchauffer** les jambes et le tronc par un deuxième aide.

Le dévouement de ce jeune homme, sa présence d'esprit, son sang-froid, sa science, eurent un plein succès. La victime revenait à elle après une demi-heure de soins intelligents.

Le sauveur, rayonnant de joie, répétait aux curieux ce qu'il avait fait, c'est-à-dire ce qu'il fallait faire, et racontait, avec force explications que parfois les noyés et asphyxiés par submersion ne revenaient à eux qu'après *deux ou trois heures d'efforts persévérants*.

Ne perdez jamais patience, disait-il, car vous serez bien heureux s'il vous arrive de réussir et surtout retenez bien la leçon que je viens de vous donner et que vous aurez certainement occasion de mettre en pratique dans votre vie.

Et il s'esquiva sans vouloir donner son nom. Il eut pourtant bien mérité une médaille de sauvetage, mais la satisfaction du devoir accompli lui suffisait.

UN PENDU

Le père Jean est un brave ouvrier qui travaille depuis vingt-cinq ans dans la même usine. C'est un travailleur, un homme économe, prévoyant, sobre, n'allant jamais au cabaret et ayant élevé sa famille avec peine, mais honnêtement.

Malheureusement il est atteint d'une maladie chronique de l'estomac depuis une dizaine d'années déjà. Son travail n'est plus aussi régulier *à cause de la maladie*. Sa femme et ses enfants travaillent dehors ; il reste depuis quelque temps seul à la maison, livré pendant de longs jours à ses tristes réflexions. Il croit remarquer que sa femme et ses enfants ne sont plus aussi affectueux pour lui, qu'il leur devient à charge, qu'il gêne, qu'il est cause de la diminution des économies. — Ses repas, ne sont pas préparés lorsqu'ils devraient être plus soignés qu'auparavant ; il devient chagrin ; il souffre physiquement et moralement. L'isolement aidant, il se décide un matin à en finir avec cette misérable existence.

Il plante solidement un clou dans le chambranle de la porte de sa chambre et se pend avec une corde.

En rentrant vers onze heures sa femme, en ouvrant la porte, heurte et repousse le cadavre !

On n'a pas fait comme dans l'amusante chanson de Mac-Nab que tout le monde connaît : au contraire ; **la corde a été rapidement coupée**, on a soutenu le corps pour le préserver d'une chute trop brusque, **on a desserré le cou, fait des affusions froides** sur le visage, pratiqué la **respiration artificielle** et **frictionné** comme s'il s'était agi d'un noyé.

L'asphyxie remontait trop loin, hélas ! et le pauvre père Jean était bien pour toujours délivré de tous ses maux.

LES GAZ ASPHYXIANTS

L'ÉGOUTIER

Vous connaissez tous ces tas de boue noire infecte remplis de débris de toutes sortes qui sont retirés des égouts par des hommes spéciaux — les égoutiers — et restent bien peu de temps, mais c'est encore trop, sur les trottoirs des rues auprès des jours d'égout.

C'est un métier bien pénible que celui d'égoutier, et comme il est très utile, on est bien heureux de trouver des hommes dévoués pour le remplir.

Un matin d'été surtout il vous arrivera de voir un rassemblement dans la rue. Tout le monde sera très ému : c'est un égoutier qui vient de *tomber*, dira-t-on... c'est le *plomb*.

Le premier ouvrier de l'équipe, descendue dans l'égout par l'échelle verticale de fer que vous avez tous vue, marchait en avant. Il avait rencontré un amoncellement de vase. Au premier coup de pioche donné dans ce tas, il tomba *foudroyé* par les gaz sulfurés qui se produisent et se dégagent en abondance par les grandes chaleurs.

Relevé, hissé hors de l'égout, on transporte le pauvre égoutier dans une cour voisine, sur un tas de paille, son costume souillé de boue et exhalant cette odeur horrible d'égout ressemblant quelque peu à celle qui se dégage des monceaux de débris accumulés chez les chiffonniers.

Le chef d'équipe apporte la boîte de secours de l'équipe. Les curieux entourent le malheureux et le regardent se rouler dans des malaises inexprimables. Il est couvert de sueur froide, sa peau est gluante et froide comme la peau d'une grenouille, ses lèvres sont pâles et légèrement violacées. Il est *oppressé*: il a des *soupirs*, des *nausées*, mais heureusement il est à l'air.

Le médecin appelé en hâte fait éloigner les personnes inutiles. Il fait des **aspersions froides vinaigrées**, il applique des **sinapismes**. Trouvant du chlorure de chaux et du vinaigre dans la boîte de secours il **faitun sachet de chlorure de chaux**, le **trempe dans le vinaigre** et le **fait respirer** au malade.

Au besoin et s'il n'eut pas eu de boîte de secours il eut fait respirer de l'**eaude Javelle** à laquelle on eut ajouté un peu de vinaigre.

Entre temps il **frictionne** et pratique la **respiration artificielle.**

Revenu à lui, le malade transporté à son domicile, resta pâle et froid avec des maux de tête jusqu'au soir.

Le lendemain son état était amélioré et il en a été quitte après quelques jours de repos et de soins.

Malheureusement il n'en est pas toujours ainsi, et quelquefois les ouvriers, quand ils ne succombent point, sont très longtemps malades.

Les *vidangeurs* qui sont asphyxiées par le *gaz des fosses-d'aisance* sont **soignés de la même façon que les égoutiers.**

Les personnes asphyxiées par le *gaz d'éclairage, par l'oxyde de carbone,* par l'*acide carbonique* des cuves en fermentation alcoolique, seront immédiatement portées hors de l'endroit où elles auront respiré le gaz nuisible, ou bien **l'on aérera largement** en éloignant les personnes inutiles, on **frictionnera,** surtout sous les clavicules, et on pratiquera la **respiration artificielle.** On recommandera spécialement à qui de droit de ne **pas entrer avec une lumière** dans une pièce où l'on soupçonne un accident occasionné par le gaz d'éclairage.

On ne descendra pas dans un puisard ou une fosse d'aisance **sans vérifier si une bougie** ou des allumettes etc., peuvent **continuer à y brûler,** sans être certains qu'on pourra être retiré immédiatement au moyen d'une corde attachée d'avance sous les bras ou à la ceinture.

On ne fera pas respirer de l'éther aux asphyxiés mais des sels, du vinaigre, de l'oxygène. — Le médecin seul maniera sans danger le flacon d'ammoniaque.

NOTE sur LA RESPIRATION ARTIFICIELLE

Il n'est pas de trop, à la fin de ce chapitre, de revenir sur la respiration artificielle.

Nous avons vu l'étudiant en médecine la pratiquer sur la femme noyée.

Que le procédé soit de Marshall Hall, de Saciné ou de Sylvester, peu importe. L'essentiel c'est de **faire entrer de l'air dans la poitrine en la dilatant par l'élévation des bras puis l'abaissement et la compression des côtes,** — ou en massant d'une façon intermittente les côtes à pleines mains, l'opérateur étant à cheval sur les hanches du patient, **ou,** tout en manœuvrant les bras pour provoquer des mouvements d'inspiration et d'expiration, par des pressions sur le ventre et sur les côtes.

Pendant ces diverses manœuvres on s'assurera que le cœur bat, ce qui indiquera qu'il y a apparence de vie, car le cœur bat souvent après la cessation des battements du pouls. — Quand bien même il n'y aurait pas de battements du cœur on persévèrera dans les soins, car, comme le disait notre étudiant en médecine, le succès peut arriver après plusieurs heures de désespérance.

On peut aussi, pour rappeler les fonctions respiratoires, pincer les narines d'une main, tandis que l'autre repousse légèrement en haut la pomme d'Adam et **insuffler** *modérément* et *lentement* de l'air, **les lèvres** sur celles du malade, puis comprimer la poitrine et recommencer.

On peut **remplacer** l'insufflation bouche à bouche par l'intermédiaire d'un **tuyau** quelconque.

On peut aussi la pratiquer à l'aide d'un **soufflet**. On introduit la canule entre les lèvres, on souffle doucement, on comprime et on recommence. Voilà un procédé simple qu'il est bon de connaître.

Mais qu'on n'oublie pas le procédé Laborde, le premier à employer dans les cas qui paraissent graves d'emblée et qui peut être employé simultanément avec la respiration artificielle.

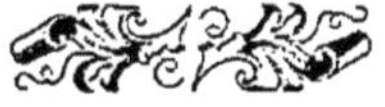

CHAPITRE II

PLAIES

PIERRE RENVERSÉ PAR UNE VOITURE

En voulant rejoindre ses camarades qui jouaient sur le trottoir opposé de la route, Pierre échappe à la surveillance de sa mère et traverse la rue en courant, sans se préoccuper des voitures qui passent. Un camion lourdement chargé n'a point le temps de s'arrêter lorsque le conducteur aperçoit, trop tard, le pauvre petit qui se trouve renversé et tombe sous les roues.

La tête de l'enfant est roulée contre la bordure du trottoir, et la cuisse gauche a reçu un coup de pied de cheval.

Des cris de terreur s'élèvent de tous côtés... La mère affolée se précipite, enlève l'enfant évanoui et le transporte dans son lit...

Les plaies de la tête et celles de la cuisse, quoique sérieuses, ne sont heureusement pas graves.

L'enfant, après quelques aspersions froides sur le visage, revient à lui ; il remue bras et jambes, ce qui indique l'absence de fracture de membre, mais il s'agit de panser la plaie de la cuisse, car le médecin tardera peut-être à venir.

Une voisine qui a fréquenté les hôpitaux et les cours d'infirmières se prépare à la besogne.

Elle sait que pour panser une plaie quelconque il faut *les mains propres, la plaie propre, le pansement propre.*

Alors elle se lave les mains au savon et à l'eau chaude, brosse ses ongles, évite de toucher la plaie qu'elle **lave** minutieusement ainsi que la peau environnante avec la **Solution antiseptique** de la boîte de secours qui se trouvait précisément à sa portée.

A défaut de cette solution, elle eût pris de l'**eau bouillie salée ou boriquée** ou **mélangée avec un peu de cognac, de rhum** ou **d'alcool camphré.**

Le lavage terminé, elle recouvre la plaie de **gaze,** puis **d'ouate antiseptique** qu'elle a fait demander chez le pharmacien, et fait tenir le tout avec une bande.

Sans pharmacie, elle se fût contentée d'un linge propre, humecté par la solution bouillie alcoolisée ou salée, et maintenu par un mouchoir .

Ce pansement simple, renouvelé plusieurs fois par jour, amena la guérison de Pierre en quelques jours, sans complications.

Quelques compresses trempées dans la même solution et appliquées sur les érosions de la tête avaient suffi pour cicatriser celles-ci dans de bonnes conditions.

Ce pansement peut s'appliquer à toutes places, — à celle des genoux dans une chute sur le gravier, — à celles du

front ou du visage produites par une pierre, — à celles
d'une morsure, d'une piqûre, qu'il n'est pas mauvais de faire
saigner, et même aux petites plaies produites par l'arrache-
ment d'une **envie**, plaies qui sont si souvent la cause de
tourniole et de **panaris**.

Quand les pansements des plaies sont faits par des personnes étrangères à la médecine, il est nécessaire que ces personnes connaissent certaines observations importantes sur
les substances antiseptiques qui empêchent les plaies de suppurer et de s'envenimer.

On trouvera ces observations au chapitre vii i.

HÉMORRAGIE PAR UNE PLAIE

PIERRE SE COUPE AU POIGNET

Pierre n'a décidément pas de chance. A peine était-il réta-
bli de son accident de voiture, qu'en allant chez l'épicier
voisin chercher de l'huile, une bouteille vide à la main, il
trébuche et tombe... La bouteille se casse dans la chute du
pauvre petit, un tesson fait une coupure assez profonde au
poignet, et le sang coule à flots.

Le sang heureusement ne coule pas par *saccades*; il est

plutôt noir que rouge, car si le sang eût coulé *rouge* et par *saccades*, c'eût été le signe d'une hémorragie artérielle et il était d'extrême urgence d'appeler un médecin.

Dans ce dernier cas — en attendant — il faut comprimer fortement **sur** et **au-dessus de la plaie**, avec les doigts enveloppés de tarlatane ou de ouate aseptique, si c'est possible.

Si l'hémorragie persiste, **on comprime l'artère à la racine du membre**, soit avec les doigts appliqués à la partie interne du bras ou de la cuisse où l'on sent des battements, soit avec une **constriction circulaire**.

Avec une corde ou un mouchoir et un bâtonnet on peut toujours appliquer un **garrot** et serrer suffisamment pour abolir momentanément la circulation dans le membre.

Mais c'est là un moyen provisoire qui serait vite dangereux et qui ne dispense pas d'appeler en diligence le médecin.

Pierre, par bonheur, ne s'était coupé qu'une veine, et le sang coulait *noir* et en *nappe*.

Quelle que soit l'hémorragie, il ne faut pas perdre la tête, et toute personne peut faire le pansement en n'oubliant pas la propreté et l'antisepsie comme lors de l'accident de voiture dont nous avons parlé, mais il faut en plus que le pansement soit rapidement fait et suffisamment serré au moyen d'une bande.

En cas d'accident ou de catastrophe, il est nécessaire de s'enquérir d'abord des blessés qui perdent beaucoup de sang et surtout de ceux dont le sang s'échappe par saccades, parce que, dans ces cas, l'hémorragie peut rapidement amener la mort, si l'on n'agit pas comme nous venons de le dire.

Les coupures de verre sont particulièrement longues à guérir et Pierre s'en est aperçu, car il a fallu le panser pendant une dizaine de jours.

Et pourtant on ne s'était point servi de *perchlorure de fer ni d'amadou*, ce qui eût compliqué son accident et prolongé sa durée en irritant la plaie et la faisant suppurer.

HÉMORRAGIE
PAR LE NEZ, OU ÉPISTAXIS

PAUL TOMBÉ SUR LE NEZ

Si Pierre n'a pas de chance, Paul n'est pas toujours heureux non plus, car, en courant tout à l'heure après une voiture à laquelle il voulait s'accrocher *en lapin*, son pied a buté contre une pierre et Paul en tombant de son long sur le nez s'est ramassé tout ensanglanté.

C'était une punition, mais il fallait soigner cet accident qui eût été autrement grave s'il y avait eu, en plus, fracture ou luxation d'un membre.

On le fit asseoir, la **tête penchée en avant**; on fit des **affusions froides sur le nez**; on s'assura aisément qu'il ne devait

pas y avoir de fracture des os du nez, ce qui eût compliqué la situation et nécessité les soins spéciaux du médecin, et tout se borna aux soins ordinaires des saignements de nez qui sont si fréquents chez les enfants sans qu'une chute en soit nécessairement la cause.

Comme les lotions froides et la position assise, tête penchée, ne suffisaient pas à arrêter le sang, on donna un **bain de pieds sinapisé**, on tint **levé en l'air le bras** du côté gauche d'où s'échappait le sang, on mit même sur la nuque une clef froide, puis on **comprima la narine gauche** avec un mouchoir. Le sang revint un peu par la bouche, mais un caillot se forma dans la narine gauche et mit un obstacle définitif à l'écoulement, à la condition ce qui se produit de ne pas se moucher et de rester immobile pendant environ une demie journée.

HÉMORRAGIE PAR LA BOUCHE CRACHEMENTS ET VOMISSEMENTS DE SANG

LA MÈRE DE PAUL RETIENT LES BONS CONSEILS

Au sujet du saignement de nez de Paul, sa mère racontait que cet accident n'était pas aussi sérieux que celui arrivé au voisin quelques jours auparavant.

Ce voisin crachait et vomissait le sang. On avait couru chercher le médecin qui, en plus de l'ordonnance, avait fait des recommandations dont tout le monde veut profiter en présence de ces cas graves, disait-elle.

Il faut **rassurer le malade, le tenir demi couché, l'empêcher de parler,** de s'agiter. Ensuite on lui fait **avaler** quelques morceaux de **glace** ou quelques gorgées d'eau très fraîche, on met des **sinapismes aux jambes,** on donne de **l'air à la chambre** et on éloigne les importuns le plus possible.

Le malheureux voisin à qui les soins du médecin, si bien retenus par la mère de Paul, avaient rendu un si grand service en arrêtant un crachement de sang redoutable, était ce jeune homme de vingt ans, pâle, élancé, la poitrine étroite, courbé, maigre, de caractère si aimable, avec des cheveux bouclés, une barbe rare et très fine, de beaux grands yeux doux à longs cils, que vous voyez souvent se promener dans les squares de la ville.

Il y a deux ans, il a déjà craché du sang, mais la pauvreté de ses parents jointe à l'insuffisance des soins ont laissé le mal s'aggraver, et on le considère comme perdu.

Il y en a beaucoup comme lui. Vous les voyez se promener, toussant et crachant comme lui un peu partout, et je vous expliquerai un jour que c'est parce qu'ils crachent partout qu'il y a tant et toujours de ces malades.

Vous aurez peut-être occasion de porter secours à quelqu'un d'entre eux qui sera subitement pris d'un crachement de sang.

HÉMORRAGIE PAR RUPTURE
D'UNE VARICE

MORT DE LA MÈRE CHARLES

Mais si les crachements et vomissements de sang sont graves, d'autres hémorragies, comme celles produites par la rupture d'une varice, le sont aussi à un haut degré et peuvent même devenir mortelles.

Vous vous rappelez la mère Charles, une brave matelassière, travailleuse et honnête? Elle avait les jambes gonflées d'énormes varices largement ulcérées en plusieurs endroits.

Elle avait déjà eu des accidents hémorragiques, et le médecin lui avait recommandé le plus complet repos pendant quelque temps.

La pauvre femme consentit à suivre les recommandations du médecin, mais comme elle était seule dans une chambre, elle crut bien faire, pour mieux se soigner, de se rendre aussitôt chez sa fille, à peu de distance de chez elle.

Malgré la courte durée du trajet, une varice creva en arrivant et une nouvelle hémorragie se produisit. Le sang coula à flots noirs par gros jet, et en quelques minutes le parquet de la chambre fut couvert d'une mare de sang. Prise de syncope la malheureuse tomba par terre. On la mit baignée de sang sur un lit. La syncope, par l'arrêt de la circulation, provoqua la formation d'un caillot et l'hémorragie s'arrêta. Mais la perte de sang avait été terrible. Transportée rapidement à l'hopital après un pansement provisoire, la mère Charles. malgré les soins les plus éclairés, succomba en quelques heures !...

Eh bien ! s'il se fût trouvé près d'elle une personne avisée et connaissant les premiers soins à donner en cas d'hémorragie, c'est-à-dire si on eût **immédiatement couché** la mère Charles **en élevant sa jambe blessée**, si on eût immédiatement **comprimé le point où se faisait l'hémorragie** soit avec le doigt, soit avec un tampon de ouate ou un mouchoir, en attendant le pansement du médecin, la mère Charles ne fût point morte !

Rien n'est donc plus urgent que d'arrêter une hémorragie d'une artère ou d'une veine puisque la mort peut en être la conséquence en quelques minutes.

Ne perdez pas la tête. Nous le répétons à dessein :

Vite, **comprimez l'endroit où se fait l'hémorragie**. ou **faites une ligature au-dessus et au-dessous**, pour ne pas vous tromper. (Faire une ligature c'est lier ou serrer avec une bande, un mouchoir, un foulard.)

En un mot, **garrotez ferme** pendant qu'on court chez le médecin.

Et c'est à vous que le blessé devra la vie !

BRULURES

PAUVRE PETIT !

Accident épouvantable ; accident très fréquent surtout chez les enfants. sans parler des victimes des accidents dans les usines et dans les grands incendies ; combien surviennent chez les enfants laissés à eux-mêmes, sans surveillance, ne fût-ce qu'un instant !

L'enfant joue avec des allumettes. il joue près du poële ; il met le feu à la maison et c'est lui la première victime !

Dans les champs, dans des coins isolés, les grands enfants allument des tas de papier, de paille ou de brindilles ; les petits frères ou les petites sœurs se récrient de joie, mais le feu se communique à leur robe et c'est vite fini !

Le papa est à l'atelier ; c'est quelquefois la maman, quand le papa n'a pas de travail. ou c'est tous les deux. L'enfant est assis à une table. Le père, la mère ou la garde s'absente une minute pour aller chercher de l'eau. . En revenant, on trouve la chambre en feu et l'enfant poussant des cris terribles.

Une autre fois c'est une marmite d'eau bouillante renversée sur le pauvre petit... Dans mille et mille circonstances le feu choisit ses victimes parmi les enfants.

Laissez-moi vous raconter une des dernières scènes dont j'ai été témoin.

Il est sept heures du soir, en janvier 1897.

Voici une famille composée du père, de la mère et de quatre enfants. Le père travaille à Paris; il est attendu, mais n'arrivera que vers huit heures du soir.

La maman allaite un enfant de trois mois.

L'enfant qui précède celui-là est âgé de dix-sept mois et commence à marcher : c'est un joli garçon, blond, frisé, intelligent.

Pendant que la maman quitte la salle à manger pour aller à deux pas, à la cuisine, s'assurer que tout va bien pour le repas, le bébé de dix-sept mois s'approche de la table pour atteindre la lampe ; il cherche à la saisir et la renverse sur lui... Le pétrole enflammé coule sur sa petite tête blonde, brûle ses cheveux et inonde ses vêtements qui prennent feu !... Cris, affollement de la mère et des voisins. En cherchant à étouffer le feu, la mère se brûle aux bras.

On accourt chez le médecin qui se hâte, mais l'enfant est apporté au médecin avant que celui-ci n'ait fait quelques pas... Dans quel état !... Le pauvre petit, tout nu, enveloppé dans des couvertures de laine, jette des cris navrants.

Sa tête, son visage, ses lèvres, ses joues, tout est rouge, boursoufflé, roussi... Des surfaces rouges, bordées de replis de peau grisâtres, ce sont les joues... Les yeux paraissent indemnes, quoique les cils soient brûlés... Les lèvres et la bouche, par où les vapeurs enflammées ont dû pénétrer, sont gonflées, les cheveux roussis ; les bras, le ventre, les cuisses sont rouges, dénudés par larges plaques... les petites mains dépouillées, recouvertes de membranes de peau roulées, recroquevillées... Une odeur de poulet que l'on flambe se dégage du pauvre être. . la femme qui tient l'enfant se trouve mal...

La mère qu'on avait tenue éloignée se précipite...

— Ça ne sera rien, monsieur ?

— Non, madame, ne vous tourmentez pas, cela ferait tourner votre lait... rentrez chez vous... ces dames vont porter le petit à côté, à l'hôpital, à deux pas, où il sera immédiatement soigné, et mieux que chez vous.

Le groupe sanglotant s'éloigne pendant que le médecin dit à la femme qui clôt cette marche désolée : il est perdu !

Pauvre gens ! le père qui va rentrer après une dure journée de travail au loin... le petit qui souffre encore et qui va mourir... à dix-sept mois !... superbe !... la mère qui nourrit !

Ah ! la mort est souvent injuste, cruelle... et cette mort-là est affreuse !

Enfants, prenez bien garde au feu ! Sachez vous en préserver et en préserver les autres par l'observation non interrompue de la plus grande prudence.

Mais le malheur est arrivé. Vous accourez des premiers. Que devez-vous faire ?

La victime se sauve et active la flamme... vous cherchez rapidement une couverture, un manteau, etc. vous la jetez sur le brûlé que vous couchez par terre de façon à éviter les brûlures du visage et l'introduction des flammes ou d'un air brûlant dans les organes respiratoires. Vous éteignez ainsi promptement le feu et il vous reste à faire le pansement que vous pratiquerez pour toutes sortes de brûlures de la façon suivante :

Vous **enlevez avec précaution les vêtements** qui recouvrent la partie brûlée en **ménageant la peau** et **sans arracher l'épiderme.**

Vous arroserez avec de l'eau froide pour calmer la douleur, vous graisserez avec de la vaseline boriquée ou de l'huile, puis, si c'est possible, **vous recouvrirez de compresses trempées dans l'eau boriquée** et **envelopperez de ouate.**

Ce pansement provisoire suffira.

C'est le contact de l'air sur le derme mis à nu qui produit la douleur; une fois pansées et couvertes, les brûlures ne sont presque plus douloureuses.

Dans les **brûlures par les acides, le vitriol,** il faut **laver avec une grande quantité d'eau additionnée,** si possible, de **carbonnate de soude (cristaux).** — Si on ne fait qu'essuyer avec un peu d'eau on propage la brûlure.

Vous laverez avec de l'eau vinaigrée une brûlure par l'ammoniaque ou de la potasse.

MORSURES DE CHIENS SUSPECTS DE RAGE

JAQUES MORDU PAR UN CHIEN!

Jacques en allant à l'école a été mordu par le chien de l'épicier.

Avait-il taquiné le chien ? c'est bien possible.

Jacques est un bon enfant, travailleur, quoique un peu vif et étourdi, mais peu importe à l'affaire. Jacques crie, retourne chez sa mère qui le conduit chez le pharmacien.

Là on cautérise la plaie avec de l'acide phénique, du nitrate d'argent ou de l'alcali ; que sais-je ? et la plaie se trouve compliquée sans résultat.

Ces moyens ne sont pas suffisants.

Il vaut mieux d'abord **faire saigner** le plus possible **en appliquant une ligature au dessus de la plaie** ou une **ventouse sur la plaie** et laver largement avec l'eau tiède ou antiseptique de préférence, et le médecin **cautérisera au fer rouge le plus tôt possible**.

Avant le traitement Pasteur, parmi les personnes mordues par un chien enragé, seulement celles qui avaient été *immédiatement* cautérisées au fer rouge, ou qui s'étaient sauvées en traversant un ruisseau à la nage, ou qui avaient été mordues les dernières, ne mouraient point de la rage.

Lorsque le père de Jacques alla trouver l'épicier pour qu'il veuille bien faire examiner son chien par un vétérinaire, l'épicier répondit que son chien n'était pas malade, que c'était la faute de l'enfant, et refusa de produire un certificat.

L'épicier eut tort, car c'est le droit absolu de la personne mordue par un chien de faire vérifier l'état de santé de l'animal. Mort ou vif, l'animal doit être examiné par un vétérinaire dont l'enquête décidera si l'on doit se rendre à l'Institut Pasteur.

Si l'animal est enragé, la cautérisation immédiate ne dispense pas du **traitement de l'Institut Pasteur** qui doit être commencé sans retard.

L'épicier ne voulant pas céder à la juste demande du père de Jacques préféra tuer son chien et l'enterra aussitôt, croyant ainsi avoir le dernier mot et échapper à toute revendication ; mais le commissaire de police, mis au courant des faits, intervint lui-même, et obligea le propriétaire du chien à faire examiner le cadavre et à fournir un certificat de vétérinaire, ajoutant un blâme à la mesure prise.

On apprit alors que le chien, heureusement, n'était pas enragé ; mais encore fallait-il en être sûr.

MORSURES DE SERPENTS VENIMEUX

EN CHERCHANT DES MURES, FRANÇOIS EST PIQUÉ PAR UNE VIPÈRE

François avec quelques camarades profitait d'un beau jeudi de Juillet pour courir la campagne.

Arrivée sur les flancs d'un coteau rocheux exposé en plein soleil, la bande joyeuse rencontra par ci par là sur des monceaux de pierres plates et sèches, des buissons et des haies de ronces couvertes de grosses mûres de toutes les couleurs.

Grimper sur les tas de pierres pour cueillir les mûres fut un amusement exquis; mais malheureusement François marcha sur une vipère qui se chauffait roulée sous les rayons ardents du soleil et fut immédiatement mordu au mollet.

Il ne tarda pas à être pris de douleurs et de malaises ; le mollet gonfla; la peau tendue, luisante, se couvrit de taches livides et d'ampoules, puis survinrent des frissons et des sueurs froides. Les camarades eurent toutes les peines du monde à le ramener à la maison où il s'alita et resta *entre la vie et la mort* pendant plusieurs jours.

L'accident arrivé au petit François n'est point rare, car les vipères sont communes dans un grand nombre de cantons français. Tout le monde y est exposé. Surtout les chasseurs qui mettent le pied un peu partout.

Or il faut savoir que les venins sont plus prompts à agir que les virus, que le rapport de l'effet à la quantité de virus ou de venin est peu connu, quoique, en général, moins de venin produit des effets moins violents, et que, dans tous les cas, il faut **agir immédiatement.**

C'est ainsi pourquoi une **ligature au-dessus de la plaie** empêchera le venin de pénétrer tout entier et trop vite dans la circulation.

On fera saigner la plaie : 1° en l'élargissant au besoin avec un canif. 2° en exprimant le sang par compression. 3° en lavant à grande eau. 4° en pratiquant *l'aspiration.*

Celle-ci se fera avec une ventouse qu'un chasseur doit toujours avoir dans son sac, ou par la succion de la plaie, en crachant ensuite bien entendu.

Comme cette succion peut être dangereuse, s'il existe une érosion à la muqueuse de la bouche, le docteur Cancalon conseille vivement (et nous croyons qu'il est le premier à préconiser la chose) **la succion à distance** au moyen d'un corps tubuleux quelconque, une pipe, un bout pour cigare ou cigarette, un roseau creux permettent d'aspirer le sang sans qu'il pénètre dans la bouche. — Au besoin même on se se servira d'une bouteille dans laquelle on mettra un bout de papier allumé et dont on appliquera l'ouverture sur les piqûres quand on ne peut pas ligaturer.

Lorsque l'animal irrité a fait plusieurs morsures, surtout au visage, le gonflement peut occasionner des accidents pouvant gravement entraver la respiration et l'alimentation.

Dans ces cas n'hésitez pas à cautériser avec la pointe **d'un**

fer, d'un clou etc. **chauffé à blanc**, ou en **éteignant** dans chaque plaie la **braise d'une allumette**, ce qui est plus à la
portée de chacun.

Ces cautérisations vaudront mieux que la cautérisation
avec l'alcali qui n'empêche pas souvent les accidents de se
produire, tout en en créant de nouveaux.

CHAPITRE III

CHUTES & ACCIDENTS

CONTUSION. — ENTORSES. — FOULURES. — ECCHYMOSES SIMPLES.

JULES TOMBE EN JOUANT AUX BARRES

Les occasions dans lesquelles on se fait une contusion ou une simple ecchymose sont fréquentes.

Dernièrement, en jouant aux barres, Jules est tombé malencontreusement sur un tas de cailloux. Il s'est fait un bleu (ecchymose) à la hanche et au coude sans blessures à la peau, mais ces lésions qui ne demandent l'application que de **compresses d'eau froide, d'eau salée, d'eau alcoolisée**, ou **d'eau blanche** pour disparaître, n'étaient rien auprès d'une entorse qui s'était produite au pied pendant cette chute.

L'entorse ou foulure du pied est très douloureuse et peut être grave par sa durée et ses complications.

Immédiatement l'on s'est préoccupé de la lésion principale occasionnée par la chute de Jules. En attendant le médecin on a fait prendre un **bain de pied froid dans de l'eau de puits** au pied malade ; on les a répétés plusieurs fois malgré la sensation désagréable qu'ils procurent, car c'est le moyen le plus sûr d'empêcher la douleur et le gonflement. On a ensuite recouvert l'articulation de **compresses d'eau froide**, on a fait un **massage** comme le font les rebouteurs qui vous remettent les nerfs en place, c'est-à-dire vous estropient quelquefois en ne remettant rien du tout, puis on a fait un **bandage compressif** au moyen d'une couche de ouate et d'une bande, puis Jules a gardé le repos. Grâce aux massages bien faits, il n'est resté que quelques jours sans marcher.

Evitez surtout les frictions avec *l'arnica* qui produisent souvent des éruptions fort pénibles.

LUXATION (OS DÉBOITÉ).
FRACTURES.

LES ACCIDENTS A L'ATELIER

Si les accidents ordinaires de la rue ne sont point rares, ils sont plus nombreux encore à l'atelier.

Quelles variétés terribles !

C'est un apprenti qui se laisse prendre la main dans un

engrenage et dont les doigts sont broyés, heureux si le bras et le corps ne sont points attirés, et si le débrayage a pu être fait rapidement.

C'est un graisseur qui est pris dans une transmission et dont le corps est entrainé fatalement, roulé sur une poulie, la tête et les membres brisés contre le sol et contre les poutres du plafond, et qui retombe par morceaux informes, sanglants, méconnaissables.

C'est un forgeron qui, voulant enjamber des cylindres de laminoir, glisse, et dont les jambes sont happées par l'inexorable force, broyées, laminées, le reste du corps n'échappant que grâce à l'énergie et à la présence d'esprit des camarades qui arrêtent le mouvement.

C'est un menuisier dont le poignet est scié net par sa machine, — un enfant dont la tête est prise dans une pressé de huilerie réduite par compression, qui a les mâchoires disloquées.

C'est un ouvrier qui tombe dans une cuve de liquide bouillant, — un autre qui ramasse et montre à ses camarades ses doigts coupés par une raboteuse.

C'est un monteur de wagon écrasé par la chute d'un chassis de 2 000 kilogs.

Ah! ces pauvres corps d'ouvriers mutilés et gémissants, ces masses sanglantes, ces cottes déchirées, couvertes de boue et de sang, ces membres balottants, ces figures anxieuses, blafardes, empreintes de souffrance, ces crânes défoncés par la force brutale, ces plaintes sourdes qui vont en s'amoindrissant à l'approche de la mort, ces adieux aux camarades, saccadés et renouvelés, haletants, dans un dernier et suprême

effort: « Adieu, mes camarades ! » cet émoi et ce silence des ouvriers portant secours à un des leurs, ce départ du sinistre brancard pour l'hôpital ou le domicile, ces émissaires envoyés à la hâte auprès de la femme préparant le repas qui ne sera pas pris, tout cela est un spectacle inoubliable qui donne le frisson et inspire la plus profonde et la plus sincère pitié !

Ce n'est point pour vous attrister, chers enfants qui nous lisez, que l'on vous retrace rapidement ce triste tableau mais pour vous dire qu'il faut relever ces blessés, les panser, les installer sur un brancard et que, pour le faire de façon à épargner les souffrances et à ne point compliquer les blessures, il faut savoir s'y prendre.

D'abord n'oubliez point la recommandation suivante :
Une personne tombée ne doit pas être relevée brusquement sans qu'on se soit assuré du mal qu'elle a, car si, par exemple, cette personne avait une fracture du membre inférieur, une syncope ou une hémorragie, on risquerait d'aggraver son état. Il est donc très important d'examiner d'abord un blessé pour savoir à peu près ce qu'il a.

1° S'il peut remuer bras et jambes, il n'a probablement que quelques contusions et on pourra le relever.

2° S'il se plaint de violentes douleurs dans un côté, il y a probablement **fracture de côtes. On l'asseoit, on enlève les vêtements supérieurs**, et on entoure la poitrine d'une **large serviette que l'on serre autour du corps** et que l'on maintient avec des épingles, puis le malade peut se déplacer, quelquefois sans être soutenu.

3° Si un ou deux bras sont immobiles et douloureux au moindre mouvement ordinaire, si le blessé ne peut exécuter les mouvements qu'il essaye de faire ou si on ne peut l'aider à les faire sans douleur, c'est qu'il y a **luxation ou os déboité à l'épaule, au coude ou au poignet**. — On relèvera doucement le blessé et on soutiendra le bras luxé par une serviette ou un mouchoir en écharpe.

Si l'on observe **ces faits à une jambe, on transportera le malade couché, sans chercher à le mettre debout**, on le déposera sur un lit en attendant le médecin et en s'abstenant de masser, de frictionner, de chercher à faire mouvoir le membre luxé.

Répétons ici que le meilleur rebouteur est le médecin qui, seul, peut distinguer une fracture d'une luxation et connaître les nombreuses complications possibles.

4° Lorsque le membre est endolori, gonflé, ecchymosé, déformé, raccourci et qu'il se meut en un endroit ordinairement rigide, c'est qu'il y a **fracture**. *Le pied tombé en dehors est un signe de fracture de la cuisse.*

S'il s'agit du **membre supérieur**, on le soutiendra très doucement, **on relèvera le malade, on mettra une écharpe**, attachée à son cou pour soutenir le bras.

S'il s'agit du **membre inférieur, on ne relèvera pas** le malade, ce qui causerait les plus graves complications. On dira au blessé *de patienter* et de ne pas bouger.

Puis on s'occupera **d'immobiliser le membre par un appareil provisoire**, composé de coussinets et d'attelles latérales fixées par une bande.

S'il y a une boîte de secours on trouvera, dedans, le nécessaire.

A défaut de boîte de secours, on remplacera les attelles par des planchettes, des parapluies, etc, et les bandes par trois mouchoirs de poche noués de distance en distance.

Au besoin ces mouchoirs serviraient à attacher le membre cassé au membre sain, lequel, en ce cas, servirait d'attelle et de soutien.

On transportera le malade couché, *sans heurt ni choc* sur un brancard amené près de lui.

On est parfois obligé *d'improviser un brancard* avec une *planche large*, un *volet*, une *civière*, une *porte* à laquelle on cloue des bâtons en guise de montants.

On voit donc qu'il n'est point très difficile de reconnaître si un homme tombé, si un blessé, est atteint de simples contusions, de luxation ou de fracture.

Il reste un point à bien examiner, c'est de s'assurer **s'il y a des plaies.** La présence du sang mettra sur la voix.

Dans ce cas **on panse comme nous l'avons dit**, et on peut asseoir le blessé, **excepté** s'il a une fracture du membre inférieur, comme il a déja été recommandé.

Si le membre fracturé saigne, il faut découvrir la plaie avec précaution en coupant au besoin les vêtements. On redoublera de propreté et, si on le peut, de soins antiseptiques, en lavant et recouvrant cette plaie, toujours **très importante, si petite qu'elle soit.**

Sur ce, écoutez cette histoire :

L'ACCIDENT DU PÈRE MARTIN

L'année dernière, en déchargeant une voiture de foin, le père Martin tombait et se cassait une jambe.

On le transporta tant bien que mal, mais plutôt mal que bien, dans son lit et on courut chercher le médecin qui résidait à deux lieues de là.

— Venez vite, Monsieur le docteur, le père Martin a sa jambe bien malade.

Et le commissionnaire raconta ce qui s'était passé.

— Comment l'a-t-on relevé ?

— Nous étions seuls... on l'a pris comme ci... on l'a pris comme ça... et il criait miséricorde, le pauvre !... et si fort que ça fendait le cœur.

— Allons : montez à côté de moi dans mon cabriolet... Hue cocotte... — Et avez-vous vu du sang à sa jambe cassée ?

— Ben sur, monsieur le Docteur, même que l'os passait.

— Ah ! l'os passait...

— Oui, monsieur le Docteur, il passait la peau... et le pantalon...

— Et qu'a-t-on fait ? A-t-on lavé la plaie avec de l'eau phéniquée, avec de l'eau alcoolisée ?... l'a-t-on couverte de ouate ou de gaze antiseptique ?

— Je savons pas ce que c'est.. et je ne comprenions point ce que vous voulez dire.

— Eh bien ! nous voilà propre !

— Vous dites, Monsieur le Docteur?

— Je dis que le père Martin est peut-être fichu, parce que vous ne savez rien de rien — que vous n'avez pas su pratiquer l'antisepsie... Et dans une fracture compliquée !... tout ce qu'il y a de grave !...

— Vous dites?

— Je dis que vous avez été à l'Ecole, que vous avez fréquenté les cours d'adultes... et que vous ne savez rien des questions dont je vous parle.

— Oh ! monsieur le Docteur, notre maître ne nous a point appris cela.

— Maître Louis, votre instituteur, n'est pas en cause. Il vous a appris ce que tous les instituteurs apprennent aux enfants... et très bien. Il a suivi les programmes et vous a instruit avec un zèle digne d'éloges. N'empêche que vous ne savez pas grand chose de pratique et d'utile en ce qui concerne les soins d'urgence à donner en cas d'accident. Si la fracture du père Martin se complique, s'il en meurt. et je vois trop les conditions dans lesquelles nous allons le trouver pour ne pas le craindre, vous direz que c'est de ma faute ! Tandis que cela tiendra tout simplement à ce que l'on n'aura pas pris, immédiatement après l'accident, les précautions antiseptiques indispensables... Et vous savez ! C'est sans doute vous qui avez fait sortir l'os en transportant maladroitement le blessé !...

— Oh ! est-ce possible, monsieur le docteur ?

— Et vous croyez que ce n'est pas navrant de me donnei

du mal pour n'aboutir peut-être qu'à un échec pitoyable, parce que je me trouvai en présence d'une fracture compliquée d'un os qui sort à travers une plaie déjà infectée?

— Je ne savions pas...

Ce serait bien égal à vous comme à bien d'autres, à qui l'on ne peut faire comprendre ces choses si simples, qui n'assistez point aux deux conférences que les médecins vous donnent pendant vos loisirs d'hiver, qu'un homme soit exposé à mourir, parce que vous ne savez pas lui porter les secours d'urgence? Vous vous croisez les bras ; votre conscience est tranquille et vous vous reposez sur le médecin qu'on attend. Eh bien ! vous n'avez pas rempli votre devoir, votre ignorance est inexcusable ; vous êtes responsables des conséquences de votre incurie... parfaitement ! vous ne devez point ignorer les conseils utiles... surtout quand on les propage et qu'on vous les donne partout.

Et vous ne vous doutez guère que les médecins sont tourmentés le jour et la nuit par la crainte de mal faire, qu'ils tremblent à la pensée qu'ils pourraient oublier une précaution nécessaire à votre salut ! Ils prêchent, ils propagent la bonne parole, ils veulent votre bien malgré vous, et se heurtent à une indifférence déplorable !... C'est triste, savez-vous, d'avoir affaire à des endurcis de votre espèce ?

— Ah ! je ne savions pas que c'était si important que ça, ce que vous vouliez nous dire le soir à l'école... quand... quand vous nous disiez d'y venir.

— Naturellement ! on s'imagine toujours que l'instruction est inutile et que les accidents dont on veut vous parler n'arriveront jamais chez vous, ni chez vos voisins.

— J'irons pour sûr la prochaine fois.

— Mieux vaut tard que jamais; mais le père Martin pourrait bien payer cher votre retard.

En effet les prévisions du Docteur ne se réalisèrent que trop.

L'infection de la plaie qu'un pansement simple comme celui que nous venons de décrire, eût évitée, était réalisée, des accidents inflammatoires terribles se déclarèrent au bout de quelques jours, et ce père Martin succomba victime de l'ignorance de ses proches.

CHAPITRE IV

TRANSPORT DES BLESSÉS ET DES MALADES

Nous venons de dire un mot tout à l'heure, au sujet des accidents, de la façon dont il fallait s'y prendre pour relever un blessé et l'installer sur un brancard.

C'est une partie très délicate de l'art des prompts secours que la manière de relever un blessé, de le panser provisoirement et de l'installer sur un brancard pour le transporter.

Tout d'abord, *voir ce qu'il y a*.

S'il s'agit d'un malade ou d'un blessé qui n'a que des

contusions ou des plaies simples, et que l'on soit *seul*, on se mettra à l'aisselle du malade, on glissera une main sous les cuisses et l'autre sous les reins. — Si l'on est assez fort pour faire le transport sans précipitation et sans risque de chute, on placera le patient sur un brancard ou sur un lit, et on pourra même le porter à quelque distance, surtout s'il peut enrouler son bras autour du cou du porteur.

Si l'on est *deux*, on se placera de chaque côté du malade, on mettra un genou à terre, on glissera une main sous les jarrets et l'autre sous le tronc et on se prendra mutuellement les poignets, après avoir placé d'avance le brancard à la tête du malade.

Si le malade a une fracture, un aide soutiendra le membre fracturé, doucement, avec ses deux mains et le relèvera avant que le malade soit lui-même soulevé. Il ne laissera ensuite reposer le membre sur le lit ou sur le brancard que lorsque le malade lui-même y sera déposé. — On évitera ainsi que le poids du corps vienne à porter sur le membre blessé.

CHAPITRE V

ACCIDENTS NERVEUX. — PERTES DE CONNAISSANCE

Syncope.
Mlle Claire se trouve mal.

La syncope est un accident très fréquent, plus commun aux femmes qu'aux hommes, qui peut se produire isolément sous des influences morales ou physiques, ou être occasionné par une hémorragie, par l'inanition, etc.

Dans le cas où la syncope se produit à la suite d'une hémorragie, elle est bienfaisante, car, la circulation étant arrêtée, l'hémorragie s'arrête, un caillot se forme à l'orifice du vaisseau cause de l'hémorragie, et la syncope sauve la malade.

Mademoiselle Claire avait été conduite par sa mère, un jeudi, dans une réunion de petites filles où l'on devait jouer la comédie. La salle était petite, comble, et la chaleur considérable.

Tout à coup l'on vit la petite Claire pâlir et tomber inanimée par terre, *sans pouls*, dans un état de mort apparente.

On dégrafa rapidement ses vêtements, on lui fit respirer des sels ; **on la laissa étendue horizontalement par terre,** on fit quelques tapotements dans la paume de la main, des **asper-**

sions d'eau froide, puis les couleurs apparurent aux joues et mademoiselle Claire revint complètement à elle.

Quel que soit l'endroit où cet accident arrive, il faut laisser le blessé étendu par terre, ou l'y étendre, ou le porter horizontalement sur un lit ou sur une banquette, mais ne **jamais l'asseoir** car la syncope se prolongerait et deviendrait mortelle.

Dans la rue on agira de la même façon.

Si la syncope se prolonge au-delà de quelques minutes, c'est qu'elle est causée par une lésion grave, une hémorragie interne ou l'inanition comme nous l'avons déjà appris. Dans ce cas on procédera comme nous l'avons dit et on appellera le médecin.

LÉTHARGIE

Crise de sommeil.

Vous rencontrerez peut-être des personnes nerveuses surtout des femmes et des enfants, qui tombent dans un sommeil léthargique d'où il est impossible de les tirer et qui peut durer des heures et des jours entiers.

Le *pouls* de ces personnes *bat* comme d'ordinaire, tandis qu'il ne bat pas dans la syncope.

Que faire?

Respecter cet état; transporter les personnes dans un lit, les réchauffer et ne rien faire que ce que prescrira le médecin.

CONGESTION. — PARALYSIE

Le père Louis, le balayeur, tombe d'une attaque d'apoplexie sur la chaussée.

Au mois de janvier dernier, vous vous rappelez que la terre était couverte de neige et qu'il faisait un froid terrible.

Le père Louis balayait la neige pour rendre la rue praticable aux voitures lorsqu'il tomba tout de son long.

Trois mois auparavant, il avait déjà eu un *coup de sang*. sa figure était devenue rouge et turgescente; il avait eu des maux de tête, des vertiges; il titubait comme un homme ivre — mais vous savez que c'était un modèle de sobriété.

On le soutint; **on lui desserra sa cravate et ses vêtements**, on le rentra chez lui, on lui mit de **l'eau fraiche sur le front**, on lui fit prendre un **bain de pieds sinapisé** et on le coucha; grâce à sa tempérance habituelle il se remit rapidement et reprit son travail.

Mais le froid trop vif lui occasionna une nouvelle attaque, plus grave que la précédente·

C'était bien la *paralysie*!

La bouche du pauvre homme était tournée ; il parlait encore, mais la parole était embarrassée ; il se plaignait de fourmillement dans un côté du corps, dont peu à peu le mouvement disparaissait. Bientôt il ne put remuer ni le bras ni la jambe.

On le transporta chez lui où, en attendant le médecin, on lui mit des sinapismes aux jambes et des compresses froides sur le front.

Le père Louis ne devait pas se relever de cette attaque, dont on meurt souvent en quelques jours. — Il est resté, depuis cette époque, paralysé dans son lit, impotent, à charge à sa fille qui a déjà de nombreux enfants à élever, et les soins qui lui ont été prodigués n'ont peut-être servi qu'à prolonger sa misérable existence ; sa fille d'ailleurs le soigne avec le plus grand dévouement et se trouve très heureuse de l'avoir vivant, quoique paralysé.

Il ne faut pas oublier que d'autres, pourtant, peuvent guérir, ce qui justifie les soins donnés.

Remarque. — Lorsque vous serez appelés à mettre des sinapismes chez les personnes atteintes de congestion ou de paralysie, surveillez bien leur action et retirez-les au bout de dix minutes au plus, car ils pourraient cautériser profondément le malade qui ne sent rien.

CONVULSIONS

Un Epileptique dans la rue.

L'autre jour vous avez vu un rassemblement dans la rue auprès d'un homme inconnu, qui était pris de violentes et effrayantes convulsions. Il avait de l'écume sanguinolente à la bouche, et projetait sa tête à droite et à gauche sur le pavé, au risque de la briser.

Quand vous êtes témoins d'une pareille scène, protégez le malade contre ses propres mouvements avec douceur et patience, ne vous contentez pas de regarder. **Apportez autour de sa tête, paille, herbe, sacs.** Empêchez-le de se couper la langue en **désserrant les dents** et en glissant entre les mâchoires un mouchoir, un bouchon. etc.

Les épileptiques n'ont pas seuls des convulsions. C'est le médecin qui dira s'il s'agit d'épilepsie, d'hystérie, d'éclampsie, et qui dira ce qu'il est bon de faire selon le cas.

L'épilepsie est souvent simulée dans la rue. Les faux épileptiques sont moins dangereux que les vrais qui sont capables de mauvais coups à leur réveil et qu'il faut surveiller.

INANITION

Un meurt de faim.

Vous rencontrerez plus de simulateurs de l'inanition que de vrais meurt-de-faim. Quoi qu'il en soit, vous vous laisserez apitoyer, et vous procéderez toujours comme si vous aviez affaire à un vrai malheureux, c'est-à-dire que, d'une façon ou de l'autre, vous lui procurerez un peu de bouillon, un peu de cognac étendu d'eau, quelques cuillerées de potage, qu'en un mot vous irez très prudemment pour le nourrir et le soutenir.

CHAPITRE VI.

EMPOISONNEMENTS

La famille Nicolas empoisonnée par des champignons.

Un dimanche, dans une promenade dans la forêt, la famille Nicolas d'un petit village de l'Yonne avait fait une abondante récolte de champignons.

Le père disait être *certain* que les champignons n'étaient

point vénéneux. On les prépara pour le repas du soir et l'on s'en régala ferme.

Mais une demi-heure s'était à peine écoulée que tout le monde fut pris de malaises, de coliques et de vomissements...

Il eut fallu **provoquer les vomissements et administrer ensuite et sans retard un purgatif**, mais personne n'était en état de donner ce conseil d'abord, car l'instituteur se trouvait malheureusement absent, et l'on était loin de tout médecin et de tout pharmacien.

Lorsque le médecin arriva, il put sauver tout le monde sauf un enfant de six ans qui succomba malgré tous les soins qui lui furent prodigués.

Ces empoisonnements sont fréquents; ils se renouvellent tous les ans malgré les conseils et les terribles exemples.

Ne mangez donc que des champignons dont on est absolument sûr, ceux qui sont connus de tout le monde et que l'on aura fait examiner par une personne experte en ce genre de comestible, sinon il est préférable de s'en passer, car on court trop grands risques en manquant à cette règle élémentaire de prudence.

Si l'on est empoisonné par des *moules*, ou si l'on avait une indigestion, on la soignerait de la même façon que si l'on était empoisonné par les champignons.

Mais il est bien des sortes d'empoisonnements.

Comme il faudra toujours avoir recours au médecin, on n'oubliera pas de lui dire *quel est le poison qu'on a absorbé* afin de ne point perdre de temps.

A défaut de médecin on en préviendra le pharmacien. L'un ou l'autre pourra donner le contre-poison.

Dans toute espèce d'empoisonnement, on ne risque rien de faire vomir le malade. Cela se fait rapidement à l'aide des doigts introduits au fond de la gorge ou à l'aide d'une plume qui chatouillera le fond de la gorge, ou à l'aide de la poudre d'ipéca (1 gramme 50 centigrammes en trois fois) que l'on a souvent dans la pharmacie de famille et que l'on administrera dans de l'eau de cinq en cinq minutes.

On ne risquera rien non plus, dans la plupart des cas, de **faire avaler au malade du lait de l'eau tiède**, ou de l'eau **dans laquelle on a battu des blancs d'œufs**.

Si un enfant ou toute autre personne a avalé du *vitriol* (il noircit les lèvres) *de l'esprit de sel*, (il blanchit les lèvres) *de l'eau forte* (elle jaunit les lèvres) *du sel d'oseille*, de *l'eau de cuivre*, on fera **vomir d'abord**, puis on donnera — puis que ces substances sont **acides** — **de l'eau dans laquelle on a fait dissoudre du savon ou délayé un peu de blanc d'espagne. On donnera ensuite du lait ou de l'huile d'olive**.

Lorsque les substances avalées sont **alcalines** comme la *lessive de soude, de chaux, l'ammoniaque*, on donnera comme contre-poison l'eau **vinaigrée, du jus de citron, du lait, de l'huile d'olive**

Si des personnes s'empoisonnent en avalant du *laudanum*, ou de *l'opium*, ou de la *belladone* (les enfants) avalent souvent des baies de belladone qu'ils prennent pour des cerises) on **fera vomir**, on donnera du **café très fort** et en grande quantité, puis on **frictionnera** énergiquement les malades.

Si d'autres s'empoisonnent par le *vert de gris* qui donn
des vomissements, on **fera boire de l'eau albumineuse en
grande quantité.**

Si c'est par la *pierre infernale* on fera avaler de **l'eau
salée.**

Si c'est par *le phosphore* ou *les allumettes* on donnera de
l'eau albumineuse, mais mieux de **l'essence de thérébenthine**,
une cuillerée à café dans un litre d'eau.

Pas de guimauve, ni de lait, ni de substances grasses.

CHAPITRE VII.

CORPS ÉTRANGERS. — PIQURES.

**Noyau de cerise dans l'oreille de Jacques
Un haricot dans le nez de Paul.
Un sou dans l'œsophage de Maurice.**

C'est jeudi, jour de vacances. Paul et Jacques mangent
de belles et bonnes cerises et se lancent les noyaux à la
figure.

Paul raconte à Jacques qu'en s'amusant l'hiver dernier avec
des haricots secs, il s'en était enfoncé un dans le nez et

qu'il n'avait pu le faire sortir même en éternuant bien fort.

Il avait fallu pour l'en débarrasser — car il en était fort gêné — lui faire des injections d'eau tiède dans la narine, ce qui n'était rien moins qu'agréable.

Cela n'avait pas eu de suite *parcequ'il* avait avoué *sans retard* son étourderie à sa mère, qui l'avait conduit au médecin.

Jacques très incrédule et très fanfaron lui répond en se fourrant des noyaux de cerises dans chaque narine et en les expulsant aussitôt avec facilité en éternuant.

—Tiens ! regarde, dit-il, je vais aussi m'en mettre un dans l'oreille, ... fais comme moi... tu verras que c'est très amusant et qu'il n'y a pas de danger.

Mais voilà que, voulant retirer le noyau de son oreille, Jacques n'y arriva pas ; il essaya plusieurs fois mais en vain, puis entrainé par l'ardeur du jeu il n'y songea plus.

Le lendemain, un cerisier ne poussait point encore dans son oreille, comme les plaisants prétendent que cela arrive, mais une douleur assez vive se manifesta.

Elle augmenta ensuite à tel point que Jacques fut obligé de s'en plaindre à sa mère.

Celle-ci contrôla les aveux de son fils, et voulut essayer avec une petite pince l'extirpation du corps étranger, mais n'y réussit point.

Le père, rentrant de son travail le soir, prit aussi la pince, puis un crochet de tricoteuse, et n'aboutit qu'à enfoncer le noyau de plus en plus, non sans en avoir écorché le conduit, perforé le tympan et amené un léger écoulement de sang.

Les douleurs augmentèrent, et Jacques passa une nuit affreuse.

Le lendemain la situation était devenue sérieuse ; le conduit auditif externe tuméfié ne permettait plus de voir le corps du délit. Jacques était presque sourd, menacé de convulsions et peut-être de méningite.

Il fallut bien se décider à aller trouver le médecin, *ce qu'on eût dû faire* tout d'abord.

Les accidents s'étaient tellement aggravés, dans l'attente et à la suite des essais répétés et infructueux, que Jacques — endormi — ne fut délivré qu'après une *véritable opération*.

Maurice n'avait-il pas dernièrement avalé un sou qui s'était arrêté dans l'œsophage. Heureusement que le sou reprenant la marche descendante, est tombé dans l'estomac, puis, après avoir traversé l'intestin, a été expulsé au bout de trois jours, sinon il eût fallu une opération sérieuse pour l'en débarrasser. C'eut été encore pis si le sou se fût arrêté dans le larynx comme cela arrive quelquefois, et l'eût étouffé.

Combien de *noyaux de cerises*, de *pois*, de *haricots*, combien d'objets étrangers, tels que *billes, sous, insectes, jetons, cartouches, épingles, morceaux de crayon d'ardoise* ou *de pastel, clous, chaîne de montre* etc., ne sont-ils pas introduits accidentellement et en jouant dans le nez, l'oreille, la bouche, et dans l'intestin ! Ils peuvent donner lieu plus ou moins vite à des conséquences fâcheuses, et on fera bien, à leur sujet, de **consulter immédiatement un médecin.**

Toutes les tentatives faites par des personnes étrangères à à l'art, quoique bien intentionnées, n'aboutissent généralement qu'à *compliquer* la situation.

Verser quelques gouttes d'huile dans l'oreille ou faire des injections dans l'oreille et le nez, tirer le pavillon en faisant ouvrir la bouche, sont les *seules manœuvres permises* sans le médecin, car elles sont inoffensives.

Une ménagère en lavant un parquet, une couturière en travaillant, s'enfoncent souvent une aiguille qui casse, une épingle ou un clou, dans un doigt ou dans la paume de la main. — *Ne pas chercher à extraire* ces corps pointus à moins qu'ils n'aient une partie saillante facile à saisir avec une pince, et demander avis à qui de droit pour éviter des suites dangereuses.

Tout le monde sait qu'une poussière, une paille, un cil, un grain de sable ou de charbon *projeté dans l'œil* par le vent ou la fumée de la locomotive ou en soufflant dans une cage d'oiseaux pour la nettoyer etc., font beaucoup souffrir.

Pour éviter les conjonctivites et se débarrasser de l'objet étranger, il faut bien **se garder de se frotter les yeux** ce qui amènerait inévitablement une recrudescence du mal. Il suffit la plupart du temps d'user d'un moyen vulgaire qui consiste à **écarter largement les paupières** avec deux doigts et à **regarder fixement** pendant quelques minutes un point quelconque. — Dans ces conditions la secrétion des larmes se produit abondante et suffit à entraîner le corps étranger.

On peut encore enlever le corps étranger avec la pointe d'un cornet en papier.

Inutile de dire qu'après toute piqûre avec une épingle, une aiguille, une pointe. une épine, il est prudent de **faire saigner la piqûre**, de **sucer la plaie**, puis de **laver à l'eau antiseptique** pour éviter les abcès et les panaris.

Les piqûres d'insectes venimeux, abeilles, guêpes, frelons, etc., seront lotionnées légèrement avec de l'ammoniaque ou frictionnées avec de l'oseille, après qu'on en aura extrait l'aiguillion. — Si elles sont étendues on donnera des **bains vinaigrés**.

CHAPITRE VIII

PRINCIPES ESSENTIELS

Il ne faut jamais se substituer au médecin, et, tout en le aisant prévenir le plus tôt possible, il faut agir avec réflexion, sans trop de hâte, savoir s'abstenir de ce qui est inutile. et sans agir au hasard, faire ce que l'urgence des circonstances commande.

Nous le répétons :

N'entrez pas avec une lumière dans une pièce où l'on craint un accident par le gaz d'éclairage.

Ne descendez pas dans un puisard ou une fosse d'aisance sans vous assurer qu'une bougie ou une allumette peuvent y brûler, ni sans vous être fait attacher d'avance avec une corde, sous les bras ou à la ceinture, avec laquelle on pourra vous retirer.

Faites respirer des sels, du vinaigre, de l'oxygène aux asphyxiés, mais pas d'éther.

Ménagez le flacon d'ammoniaque et laissez-le au médecin

L'eau boriquée est l'amie des muqueuses : elle convient aux yeux.

L'acide phénique ne convient ni aux yeux ni aux petits enfants pour le pansement des plaies.

L'eau boriquée s'obtient en jetant une cuillerée à soupe bien pleine d'acide borique dans un litre d'eau bouillante.

L'eau phéniquée ne sera pas employée à plus de 2 o/o.

La liqueur de Van Swieten est une solution de sublimé au millième (1/1000).

En la dédoublant cela fait une excellente solution de sublimé à un gramme pour deux mille grammes d'eau. Ne pas oublier que c'est un poison dangereux.

Etendez d'eau l'alcool camphré, l'eau sédative, la teinture d'arnica qui cautériseraient la peau après une application prolongée.

Le perchlorure de fer et l'amadou sont des produits inutiles pour arrêter une hémorragie.

La charpie est aussi un produit inutile.

Dans toute hémorragie d'un membre, faites une compression directe sur la plaie, soit avec le doigt, soit avec des tampons de gaze et de ouate et une bande. Ligaturez au-dessus et au-dessous de la plaie pour ne pas vous tromper, en attendant le médecin.

Enveloppez et couchez par terre une personne brûlée.

Si une personne est mordue par un chien suspect ou un serpent venimeux faites saigner la plaie. Ligaturez au-dessus de la plaie, et cautérisez avec un clou rougi ou la braise d'une allumette que l'on éteint dans la plaie.

Si une personne tombe, *voyez ce qu'elle a avant de la relever* : comportez-vous en conséquence, car si elle a une syncope ou une fracture il ne faut pas la relever. — Attendre que la syncope passe — et appliquer un appareil provisoire à la fracture.

Si un membre fracturé saigne, découvrez la plaie avec le plus de précaution possible et la pansez avec le plus de soin possible, car ces plaies-là sont toujours très importantes.

Si une personne se trouve mal — c'est-à-dire est prise d'une syncope — couchez-la horizontalement par terre, où qu'elle se trouve. Ne l'assayez jamais avant que le malaise ne soit passé.

N'imitez jamais la funeste pratique qui consiste à donner à tout blessé, tout malade, qu'il ait soif ou non, qu'il puisse avaler ou non, *un vulnéraire.*

Dans tout soupçon d'empoisonnement, *faites vomir, donnez un purgatif,* et faites boire ou du lait de l'eau albumineuse.

Ne touchez jamais à un corps étranger des cavités naturelles. — Lorsqu'il ne sort pas facilement de suite, seul ou à l'aide d'un peu d'huile versée dans l'oreille, adressez-vous au médecin.

Dans tout pansement n'oubliez pas qu'il faut : **mains propres — plaie propre — pansement propre.**

FIN

TABLE DES MATIÈRES

PETITE BIBLIOTHEQUE DE LA JEUNE MERE

En vente au bureau du journal :

HYGIÈNE PHYSIQUE

Les Mémoires d'un Bébé d'un An, par le Dr COURGEY.
Petit roman original contenant les principaux conseils
d'hygiène et d'éducation de la première enfance.
Prix . . . . **3 fr. 50**

Journal de Bébé, pour inscrire au jour le jour les détails
d'éducation du bébé ; accompagné des conseils généraux
d'hygiène les plus importants et d'un *tableau gra-*
phique pour inscrire les pesées hebdomadaires. par
le Dr BARJON . . . . **Prix.** **1 fr. 75**

Tableau graphique, vendu séparément. . . **0 50 cent.**

La Jeune Mère ou l'Education du premier âge. Journal
d'hygiène de l'enfance. Collections des années 1897
1898-1899. . . . . **Chaque année brochée.** **6 fr**

En préparation

Guide de la Jeune Mère pour l'Éducation du premier âge
par le Dr BARJON.

LITTÉRATURE

A quoi tient le bonheur. Comédie de salon en un acte, par
Jacques de CÉLY. . . . . . . **Prix.** **0 60 cent.**

Imp. de *La Jeune Mère*, 55, rue de la Pompe, PARIS